AF296115

DES RAPPORTS

DE LA

LITHIASE BILIAIRE

ET DE LA CONGESTION DU FOIE

PAR

Le DR DUFOURT

Ancien chef de clinique médicale à la Faculté de Lyon,
Médecin consultant à Vichy.

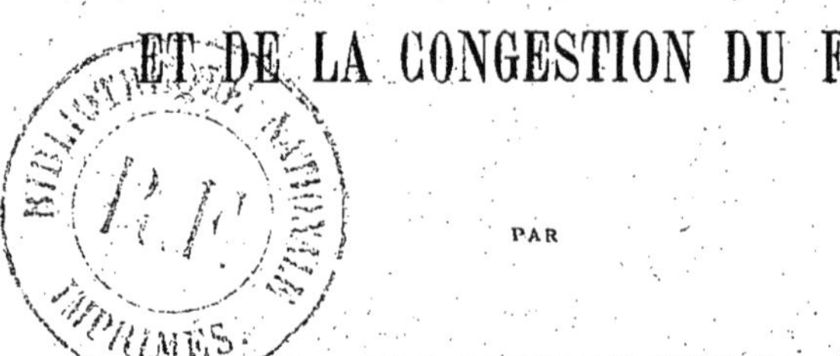

LYON

ASSOCIATION TYPOGRAPHIQUE

F. PLAN, rue de la Barre, 12.

1894

DES RAPPORTS

DE LA

LITHIASE BILIAIRE

ET DE LA CONGESTION DU FOIE

PAR

LE DR DUFOURT

Ancien chef de clinique médicale à la Faculté de Lyon,
Médecin consultant à Vichy.

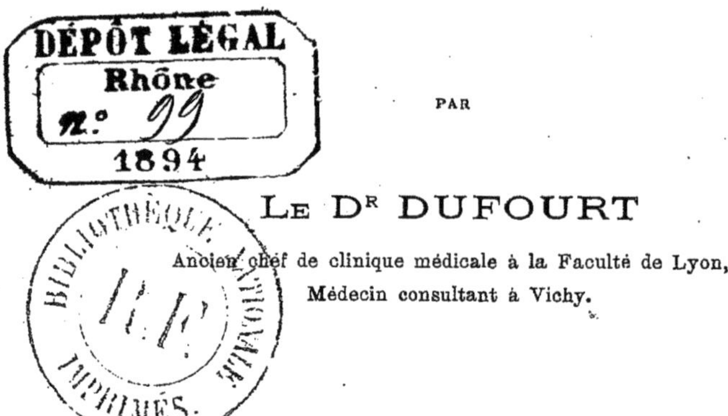

LYON

ASSOCIATION TYPOGRAPHIQUE

F. PLAN, rue de la Barre, 12.

1894

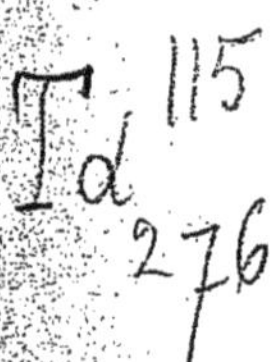

DES RAPPORTS

DE LA LITHIASE BILIAIRE

ET DE LA CONGESTION DU FOIE

I

Les temps sont loin où Bartholin pouvait composer sa cé-
lèbre épitaphe. La clinique et l'expérimentation concourent
à rendre au foie sa véritable place dans la hiérarchie [des
organes de l'économie. Quand on envisage la multiplicité
de ses fonctions physiologiques : sécrétion biliaire, formation du sucre, transformation des albuminoïdes, hémato-
poïèse, en somme élaboration des matières premières de la
chaleur et de la vie, on ne peut lui refuser un rôle considérable en pathologie. A une époque où l'humorisme ancien
s'appuie sur les constatations chimiques et microscopiques,
et a trouvé une formule scientifique, il y aurait lieu de
s'étonner qu'un organe traversé par une si énorme quantité
de sang ne fût pas fréquemment atteint par les altérations
du liquide qui le baigne. De là à faire du foie lui-même le
primum movens de la plupart des diathèses et de beaucoup
de maladies chroniques, il y a loin. La tendance à la systé-
matisation hâtive est dans la nature de l'esprit humain :
conséquence de la notion de cause, la première qui paraisse
et la dernière qui subsiste en nous, elle résiste aux ensei-
gnements du passé.

Suivant l'adage ancien : « *Ubi stimulus, ibi fluxus* », le
foie répond aux agressions dont il est l'objet en se conges-
tionnant. Et c'est là un mode de défense pour lui et pour
l'organisme, dont il est un des protecteurs ; il est souvent

insuffisant, quelquefois victorieux. Nul organe n'est plus prédisposé que le foie à la congestion, par la constitution anatomique spéciale nécessitée par ses fonctions multiples. Il reçoit normalement une quantité considérable de sang de deux sources différentes, dont l'une n'est pas soumise à l'influence directe du cœur ; d'autre part, le sang en sort par des veines dépourvues de valvules, c'est-à-dire dans lesquelles le reflux peut se faire avec la plus grande facilité. Il faut ajouter à cela la lenteur de la circulation, cinq millimètres par seconde environ (Rosapelly), la grande variabilité dans la quantité du liquide nutritif, pour se rendre facilement compte des conditions qui pourront permettre un afflux de sang anormal à la moindre sollicitation. On sait du reste que les actes digestifs suffisent pour produire dans l'organe une congestion évidente chez les animaux sacrifiés pendant la digestion, et souvent perceptible chez l'homme au même moment physiologique. Enfin, les expériences déjà anciennes de Monneret ont montré qu'un foie pesant par exemple 1,602 gr., pouvait arriver à peser 2,523 gr. après une injection de liquide *post mortem* dans ses vaisseaux.

Ainsi, le foie capable de se laisser dilater d'un tiers de son volume présente d'autre part les conditions anatomiques et physiologiques les plus propres à la provocation de cette dilatation sanguine. Or, il est un groupe de maladies présentant des caractères de famille, qui les ont fait rattacher à une même diathèse, pour laquelle l'ancien nom d'arthritisme a survécu, où précisément la congestion du foie soit aiguë, soit chronique et passant à l'hypertrophie, est d'une fréquence remarquable ; on rencontre souvent des signes de réaction du côté du foie chez les goutteux, les diabétiques, les obèses, les lithiasiques, même les rhumatisants. Mais ces affections, qui ont une caractéristique pour ainsi dire statique dans un mode de nutrition particulier, ont une caractéristique dynamique commune aussi ; c'est la tendance aux fluxions. Cette notion hippocratique de la fluxion, défendue par Stahl, dont Barthez fut à notre siècle l'éloquent soutien, submergée en quelque sorte par les découvertes modernes de l'anatomie pathologique, subordonnant la maladie à la lésion locale, n'a guère trouvé de refuge que dans l'école de Montpellier. M. Bouchard a cependant mis en lumière les déterminations fluxionnaires des maladies par ralentissement de la nutrition. Ces déterminations peuvent sévir soit à la périphérie, soit au centre, sur la peau, les muqueuses, les articulations, les viscères. Et il arrive qu'une fluxion périphérique fait rétrocéder une fluxion viscérale. On se rappelle ce goutteux chez lequel un violent accès d'asthme disparut à l'apparition d'une attaque de goutte au gros orteil. En effet, quel type plus complet de la fluxion que la crise de goutte franche? Brusquerie de la détermination, caractères locaux de rougeur, chaleur, douleur; mobilité, disparition souvent rapide avec retour *ad integrum*.

Il est difficile de se refuser à voir dans ces fluxions un procédé de défense de l'organisme, destiné soit à préserver un viscère important comme dans le cas que nous citions plus haut, soit à rétablir l'équilibre dans une économie troublée par la surproduction des principes morbides. Témoin l'état de malaise qui précède l'accès de goutte, et l'augmentation de l'appétit, la régularisation des digestions, l'euphorie qui suivent la disparition de l'accès. La nature médicatrice dont les anciens avaient l'intuition nous est expliquée par les recherches de la science moderne, nous sommes devenus familiers avec les réactions défensives de l'organisme. C'est ainsi qu'une hémorrhagie s'arrête souvent spontanément par la syncope que l'hémorrhagie elle-même a provoquée en anémiant le bulbe; de même dans l'asphyxie, il se trouve que le meilleur excitant de la respiration est le sang asphyxique. Et pour parler du domaine le plus récemment exploré, nous savons maintenant que l'inflammation n'est souvent que la lutte des phagocytes contre l'invasion microbienne, d'où l'importance de la lésion locale dans les infections générales.

C'est cette tendance aux fluxions, se rencontrant dans toutes les branches de l'arthritisme, qui lui a fait donner le synonyme de diathèse congestive, dû à Sénac, termes heureux et qui méritent d'être conservés. Le foie étant par sa structure et ses fonctions prédisposé aux hypérémies, puisque déjà physiologiquement il augmente sensiblement de volume à certaines heures de la journée, il est facile de comprendre qué les déterminations hépatiques doivent être fréquentes chez les arthritiques. Pour le plus grand nombre, les calculeux biliaires appartiennent à la famille arthritique (1), et à ce titre déjà, la congestion du foie pourrait être rencontrée chez eux, mais il intervient des conditions locales qui sont ici sans doute prédominantes. Les rapports entre la lithiase biliaire et la congestion aiguë et chronique du foie sont peu précisés ; il y a lieu de les envisager à divers points de vue, et par exemple dans le temps, avant le développement de la lithiase, pendant les crises, dans l'intervalle des crises, après la cessation de la maladie ou plutôt la disparition des calculs.

II

Nous venons de voir que l'hypérémie hépatique est fréquente chez les arthritiques, d'autre part il n'est pas rare de voir survenir des coliques hépatiques chez de tels malades. Quelques auteurs ont pensé qu'il y avait là un rapport de causalité et ont admis que l'état congestif habituel du foie était la cause efficiente du développement des calculs. Après M. Poucel, M. V. Ollier qui a cherché à restaurer la théorie du catarrhe lithogène de Meckel, défendue depuis par Naunyn, croit que l'angiocholite calculogène est sous la dépendance de la congestion du foie. Le foie altéré sécréterait une bile viciée dans ses propriétés, capable de laisser la cholestérine se précipiter à la suite de l'altération de la muqueuse de la paroi des canaux biliaires. « La lithiase biliaire peut succéder à tous les états congestifs du foie, dit-il, mais on l'observe surtout dans les congestions, suite de dyspepsie ancienne, dans les congestions survenant à la suite du rhumatisme et de

______

(1) Il n'y a à excepter que les lithiases biliaires d'origine infectieuse, comme celles que nous avons étudiées dans notre mémoire de la *Revue de médecine* (avril 1893) ; ce sont certainement les moins fréquentes, et d'ailleurs il n'est nullement démontré que dans ces cas le trouble humoral ne joue pas un rôle tout au moins adjuvant.

la goutte et enfin dans les congestions qui se lient chez la femme à la vie utérine, à la grossesse, à l'obésité. » Mais précisément la plupart de ces états morbides sont de nature arthritique, les conditions du ralentissement de la nutrition y sont réalisées. L'insuffisance de combustion qui porte sur l'acide urique, sur le sucre, sur la graisse, peut aussi se porter sur la cholestérine. Quant à l'influence des actes utérins, il en est de même, on sait que l'élimination de l'acide carbonique est diminuée pendant la vie génitale de la femme. Pour la lithiase succédant aux dyspepsies anciennes, on ne peut affirmer que les calculs ne fussent pas présents dès le début de l'hypérémie hépatique, et que ce ne sont pas eux qui en ont amené le développement. Et ici encore il est possible d'invoquer les conditions d'insuffisance des mutations organiques. D'ailleurs s'il faut admettre l'influence calculogène de la dyspepsie, nous croirions plus volontiers à la propagation angiocholitique d'un catarrhe gastro-duodénal ; en effet, dans la lithiase consécutive aux infections biliaires, les choses se passent ainsi, les micro organismes pathogènes pénétrant de proche en proche jusque dans la vésicule et même dans l'épaisseur du foie.

Du reste, il y a des congestions hépatiques avec lesquelles la lithiase biliaire est exceptionnelle. On sait de quelle fréquence sont les hypérémies hépatiques chez les paludéens, les alcooliques ; la lithiase biliaire est rare chez eux. M. V. Ollier, sur ses 158 cas, ne trouve à incriminer l'alcoolisme que quatre fois, et ces chiffres concordent à peu près avec ceux de notre statistique personnelle. Dans certains pays exotiques, la congestion du foie atteint une bonne partie des indigènes et la plupart des Européens ; il en est ainsi aux Indes, en Égypte par exemple, or la lithiase biliaire n'y est point rencontrée plus fréquemment que dans nos climats tempérés. Et quand on analyse les effets mécaniques que produit l'afflux anormal de sang dans le foie, on s'explique bien la réalité de ces faits ; à une suractivité circulatoire doit correspondre dans toute glande une suractivité sécrétoire, la bile s'écoule donc en plus grande quantité. Or ce sont précisément les conditions inverses, la stagnation de la bile, la difficulté de son écoulement qui sont les facteurs les mieux établis de la lithiase. Nous possédons quelques observations de malades chez lesquels l'ictère tout en étant soumis à des variations est presque permanent sans que la santé générale soit altérée, sauf quelques troubles digestifs. Ces malades ont des selles bilieuses abondantes, quelquefois des vomissements bilieux. Le foie est généralement augmenté de volume. Cet état morbide est mal connu et ne semble rentrer dans aucun des cadres de la nosologie, nous y reviendrons prochainement; on peut le qualifier hypérémie fonctionnelle chronique du foie, sans préjuger de ses causes. Ce qu'il y a de plus singulier, c'est la continuité de ces symptômes, remontant dans les souvenirs des sujets à leurs années d'enfance. Il y a là une polycholie permanente qui semble compatible avec un état relativement satisfaisant des manifestations organiques. Et précisément il est à remarquer que ces individus n'ont jamais de colique hépatique.

Si les calculs existent déjà, il peut se faire que la poussée biliaire résultant de la congestion hépatique détermine l'engagement des corps étrangers dans les canaux vecteurs, et nous insisterons plus bas sur ce mécanisme que nous croyons très important au point de vue de la physiologie pathologique et de la thérapeutique de la lithiase. Mais il n'y a pas lieu d'admettre que la congestion du foie soit une étape nécessaire du processus qui aboutit à la formation des calculs biliaires, et en tout cas, les preuves données jusqu'à présent sont tout à fait insuffisantes. Nous pensons, au contraire, que dans l'immense majorité des cas, la congestion hépatique est une conséquence de la lithiase, la présence des corps étrangers entraînant dans l'appareil glandulaire des irradiations nerveuses directes ou réflexes dont la conséquence est une suractivité vasculaire et sécrétoire.

III

Si l'on intervient au moment même d'une crise de colique hépatique, on ne peut guère se rendre compte de l'état du foie ; il y a le plus souvent une douleur vive dans le flanc droit, la région est difficile à palper, chaque tentative produisant un mouvement de retrait du malade, et la contraction des muscles abdominaux mettant obstacle à une recherche profonde. La percussion peut être pratiquée sur la partie thoracique, mais la limite supérieure du foie est plus fixe que l'inférieure, et ne se laisse reculer que dans les hypérémies intenses ? Il en est cependant de la colique hépatique comme de beaucoup d'autres syndromes, les formes atténuées sont fréquentes, et dans ces cas, on peut arriver à sentir le bord du foie tuméfié, arrondi, douloureux, dépassant le rebord de un, deux et même trois travers de doigt. La vésicule biliaire est quelquefois perceptible, donnant une sensation plus ou moins rénitente. Villemin a observé ce dernier phénomène comme signe prémonitoire de la crise. Nous l'avons constaté aussi dans un cas de crises hépatiques quotidiennes ; la tumeur biliaire persistait dans l'intervalle ; mais dans les deux ou trois heures qui précédaient la crise, elle devenait manifestement plus dure. Si l'on n'a pu atteindre le foie pendant l'accès même, il est assez habituel de le sentir dans les deux ou trois jours suivants, en même temps que persiste un endolorissement général de tout l'hypochondre droit. Le plus souvent les choses rentrent rapidement dans l'ordre, la douleur à la palpation disparaît, le foie cesse d'être perceptible, et l'examen local ne révèle plus rien jusqu'au retour d'un nouvel accès.

Quel est le mécanisme de cette hypérémie accompagnant le passage du calcul, naissant et disparaissant en quelques jours ou quelques heures ? On connaît le retentissement puissant de la colique hépatique sur tout le système nerveux du patient. La clinique nous montre les troubles du côté du système circulatoire, l'accélération, le ralentissement des battements cardiaques, le frisson, l'élévation de température, quelquefois sans infection ; des convulsions hémiplégiques ou non (Duparcque), des paralysies (Trousseau, Bourdichon) ont été observées. Les formes syncopales de la crise ne sont point très rares. D'autre part, quoique l'innervation vasculaire du foie soit bien peu connue, nous sommes cependant en possession de quelques faits expérimentaux importants : la paralysie du pneumogastrique produit l'hyperémie du foie avec suractivité de la sécrétion biliaire, il en est de même des lésions du plancher du quatrième ventricule, et dans ce cas l'urine des chiens contient presque toujours une grande quantité de matière colorante biliaire (Vulpian). Il est donc vraisemblable que dans l'accès de colique hépatique, il s'agit d'un réflexe parti des voies biliaires pour aboutir aux vaisseaux du foie et amener leur dilatation, soit qu'il s'agisse de l'excitation des nerfs vaso-dilatateurs, soit qu'il s'agisse de la paralysie des vaso-constricteurs. Simanowsky (1) a reproduit expérimentalement la plupart des phénomènes observés en clinique.

Cet auteur s'est servi de chiens sur lesquels il avait pratiqué des fistules biliaires permanentes; il attendait que le rétablissement de l'animal fût complet avant d'expérimenter. Voici ce que l'on a constaté : la simple introduction des électrodes ou d'un corps étranger dans la vésicule produit de violents cris de douleur. Si l'on cherche à pousser ou à retirer les électrodes, on sent une résistance qui tient probablement au spasme des parois de la vésicule. L'excitation électrique amène souvent le vomissement, des contractions intestinales et du météorisme. La sécrétion de la bile est augmentée, elle coule en quantité claire, jaune et transparente. La température rectale est généralement élevée, même chez les animaux tombés dès le début de l'expérience dans un état d'engourdissement, et demeurés immobiles pendant les excitations. La température locale est influencée, mais pas dans un sens invariable : tantôt celle du côté droit est plus élevée, tantôt c'est celle du côté gauche. Il y a toujours augmentation de la pression sanguine. Les phénomènes du côté du cœur, concordant avec ceux que les travaux cliniques de M. Potain nous ont fait connaître, sont particulièrement intéressants. La fréquence des battements du cœur augmente avec une excitation électrique faible, elle diminue avec une excitation forte et le cœur devient irrégulier. Avec des exci-

(1) *Zeitschr. f. klin. med.*, 1882.

tations prolongées, le cœur faiblit manifestement. Cet affai-
blissement arrive cependant quelquefois dès le début de l'excitation, le cœur étant soit accéléré, soit ralenti. Quand on
répète les excitations tous les jours ou tous les deux jours,
il se produit de la dilatation des cavités cardiaques, et le
muscle dégénère, même si l'animal est bien nourri et ne
perd pas de son poids. Enfin, il y a du côté du système nerveux des inhibitions, dont la pathologie nous offre des exem-
ples rares. Après la cessation de l'excitation, l'animal, retiré
de la table et laissé sur le sol, ne peut s'échapper, parce que
ses extrémités postérieures s'embarrassent ; elles sont visi-
blement parésiées et cet état peut durer quelques mois.

IV

Ainsi nous savons que l'excitation des voies biliaires s'ac-
compagne de l'hypérémie du foie. La congestion hépatique
est décelée dans la plupart des cas au moment où le calcul
s'engage dans les canaux excréteurs, trop étroits pour son
volume. Elle est sans doute habituellement secondaire, mais
il y a lieu de se demander si l'arc réflexe ne peut être par-
couru en sens inverse par l'influx nerveux, c'est-à-dire si
l'hypérémie hépatique ne peut être à son tour un facteur de
la colique hépatique. Car si on ne peut admettre que la stagnation du sang soit la cause de la formation des calculs,
il y a des raisons de croire que lorsque les calculs préexis-
tent, un raptus sanguin survenant dans la glande est capable d'entraîner l'engagement des pierres biliaires dans leurs
voies d'excrétion. En effet, les crises surviennent surtout au
moment où le foie subit des poussées hypérémiques. Dans
les premières heures de la digestion, la circulation amène
au foie un sang plus abondant et chargé des matériaux nu-
tritifs élaborés par la muqueuse gastro-intestinale ; c'est
précisément à ces périodes de la journée que les crises sont
le plus fréquentes. Souvent aussi, c'est aux approches de la
menstruation que les accès se manifestent, et nous savons
que le molimen congestif utérin s'étend au foie. Il est un
traitement thermal dont le premier effet est dans la grande

majorité des cas d'accroître l'activité circulatoire de l'organe hépatique, comme le démontrent le rappel des douleurs anciennes, la sensibilité du foie et son augmentation de volume quelquefois constatée, c'est le traitement de Vichy, et en fait les coliques hépatiques y sont fréquentes, surtout dans les premiers jours de la médication. Il y a là une action éliminatrice indispensable à la guérison dans la plupart des cas.

Le mécanisme intime de la production de la crise peut être de deux ordres : la mise en jeu de l'arc réflexe par l'hyprémie hépatique peut se traduire par l'excitation, soit des nerfs qui commandent la contraction des voies biliaires, soit des nerfs qui règlent la sécrétion. Dans cette dernière hypothèse, il ne serait même plus besoin d'invoquer un réflexe, puisque le fait seul de l'augmentation de l'irrigation sanguine dans une glande suffit pour accroître sa sécrétion. Quelle que soit l'action invoquée, que la vésicule biliaire se contracte par incitation directe des centres nerveux, ou par réplétion excessive, elle tendra toujours à chasser son contenu, et avec lui les calculs qui s'y sont formés.

Ou peut donc considérer la fluxion hépatique dans le cas de lithiase biliaire, comme une réaction défensive. Le plus souvent, ce sont les corps étrangers de la vésicule qui mettent en jeu le mécanisme excito-moteur, mais les congestions hépatiques spontanées de l'arthritisme concourent au même résultat. Nous ne voudrions pas du reste réduire la portée physio-pathologique de ces congestions simplement à l'expulsion des calculs. Le rôle excrémentitiel de la bile est connu depuis longtemps. Les expériences de M. Bouchard, de M. Roger nous ont fait connaître la fonction protectrice du foie contre les poisons introduits dans l'économie et ceux qu'il fabrique incessamment lui-même ; en outre, il est probable que les organismes des arthritiques, goutteux, obèses, diabétiques, lithiasiques sont envahis par une production exagérée de toxines. Ils se défendent par une série d'organes hiérarchisés dont le foie tient le premier rang : sous l'influence de la congestion dont il est fréquemment atteint chez ces malades, toutes ses fonctions sont exaltées, le glycogène augmente, et nous savons que plus le foie est riche en glycogène, mieux il remplit ses fonctions protectrices. Malheureusement le but est souvent dépassé, à la suractivité circulatoire peut succéder l'hypérémie exsudative, puis formatrice, si elle est souvent répétée ; l'organe devient insuffisant, se laisse altérer dans sa texture, et l'hypertrophie peut se produire ; il sera désormais au-dessous de sa tâche. De là vient la nécessité de substituer à un phénomène dont le médecin n'est pas maître, une excitation dont il peut mesurer l'intensité et prévoir la cessation, c'est le résultat obtenu par le traitement de Vichy, indépendamment d'autres effets sur lesquels nous n'avons pas à insister ici. C'est la mise en œuvre du principe de la médecine substitutive, la provocation d'une fluxion thérapeutique.

V

Nous avons examiné jusqu'à présent les phénomènes qui se passent du côté du foie au moment de la crise de l'expulsion calculeuse, mais les conséquences de la présence des calculs se font sentir d'une manière durable, soit dans l'intervalle des crises, soit même, croyons-nous, après l'expulsion complète des corps étrangers. Il ne s'agit pas, bien entendu, des cas où une pierre enclavée dans le cholédoque entraîne l'ictère permanent, la dilatation des voies biliaires et l'angiocholite suppurative. Nous voulons attirer l'attention sur les congestions hépatiques à répétition consécutives aux coliques calculeuses. Les malades ont présenté autrefois des accès de colique avec passage non douteux de calculs, vérifiés quelquefois dans les selles. Après un traitement approprié, prolongé, après deux ou trois cures à Vichy, les crises ne se reproduisent plus, mais ces malades ont gardé un point faible ; si ce ne sont plus des calculeux, ce sont toujours des hépatiques. La moindre cause occasionnelle suffit pour ramener des douleurs du côté du foie. Après un repas plus copieux que d'habitude, après un voyage fatigant, sous l'influence d'une grippe légère, ils éprouvent une sensation particulière de distension dans l'hypogastre droit ; l'appétit disparaît, la langue devient saburrale, il y a une amertume buccale, spéciale, quelquefois de la céphalée avec congestion de la face ; la température s'élève rarement. En général, on observe de la constipation, parfois des selles bilieuses. Le foie est augmenté de volume, le bord dépassant les côtes de un à deux travers de doigt est douloureux ; ces phénomènes paraissent localisés surtout au lobe droit. L'ictère nous a paru exceptionnel, mais les urines, foncées, donnent la réaction hémaphéique, les conjonctives et le voile du palais peuvent cependant être très légèrement teintés. Les choses persistent ainsi trois ou quatre jours, puis l'appétit reparaît, la douleur de l'hypochondre cesse, le foie revient à ses dimensions normales.

Les variétés sont nombreuses, la douleur prend quelquefois une certaine prédominance, débutant par une simple sensation de gêne, elle augmente très progressivement ; au bout de huit à dix heures, on voit le malade s'asseoir instinctivement sur son lit pour faciliter sa respiration, puis la douleur diminue progressivement aussi, tout étant terminé au bout de 24 ou 36 heures. Dans d'autres cas, de plus longue durée, c'est l'embarras gastrique qui domine avec la céphalée et l'état saburral de la langue. Mais toutes ces formes sont reliées par une même constatation, l'état du foie dont les caractères de volume de sensibilité, de densité suivent pas à pas les symptômes généraux.

On peut objecter qu'il s'agit ici de véritables coliques hépatiques, dont les formes frustes ne sont point rares. La chose est assurément possible, et il est certain que le passage d'un calcul biliaire peut ne pas s'accompagner de manifestations plus retentissantes. Nous ferons simplement remarquer que dans les faits que nous avons observés, et qui nous ont servi pour cette description, il s'agissait de malades ayant'eu des coliques hépatiques franches s'accompagnant de tout l'appareil de la vraie crise et ne ressemblant nullement aux accidents mentionnés plus haut. Il est admissible que dans quelques cas, il y avait encore des calculs dans la vésicule, dont la présence seule, sans qu'ils fussent mobilisés, servait de point de départ aux déterminations

fluxionnaires sur le foie, la survenance de crises postérieures rend cette hypothèse très probable. Mais chez d'autres de nos malades il n'y avait pas eu de coliques franches
depuis six, huit, dix ans ; le traitement, soit hygiénique,
soit médicamenteux, avait été suivi avec attention et persé-
vérance. Ici nous croyons que les calculs ne s'étaient plus
reproduits, et que de ce fait les crises d'expulsion avaient été
supprimées, mais la disposition congestive du foie créée, et
par la présence antérieure de calculs et par le tempérament
arthritique des sujets avait persisté. Il nous paraît d'ailleurs beaucoup plus difficile de triompher de cette suscep-
tibilité du foie que de la lithiase elle-même.

<h2 style="text-align:center">VI</h2>

Ces congestions épisodiques de la lithiase peuvent se répéter
plusieurs fois par an, le retour *ad integrum* se faisant dans
les intervalles. Mais on conçoit facilement que l'organe reste
quelquefois volumineux, surtout lorsque la cholestérine con-
tinue à se précipiter, et que les voies biliaires sont toujours
encombrées de calculs ; le foie n'est plus alors, seulement
tuméfié, il est hypertrophié. Ici, le vieux mot d'engorgement
qui tend à disparaître de la terminologie médicale serait
peut-être préférable, comme indiquant mieux la variabilité
et la possibilité de disparition plus ou moins complète (1).
Nous mettons à part les cas d'ictère permanent par obstruc-
tion du canal cholédoque ; la dilatation des voies biliaires
entraîne bien au début un certain degré d'augmentation de
volume, mais il s'agit alors d'un complexus symptomatique,
tout particulier dont l'évolution est bien connue. De même
lorsque la vésicule biliaire, fortement dilatée, prend les caractères d'une tumeur inflammatoire contenant de la sérosité
ou du pus, on peut trouver un allongement particulier de
la partie gauche du lobe droit en forme de languette des-
cendant jusqu'au niveau de l'ombilic. Riedel, qui a rencontré

(1) Dans ses *Cliniques thérapeutiques*, M. Dujardin-Beaumetz a déjà
essayé de restaurer ce mot et consacre un chapitre au traitement des
engorgements du foie.

six cas semblables, les a étudiés avec soin ; il admet que cette déformation est due à la propagation inflammatoire et au refoulement du tissu mou de l'organe ; tout autre tumeur adhérente au foie pourrait entraîner le même allongement, et il en cite un cas relatif à une tumeur du rein. Dans toutes les observations qu'il donne, Riedel a dû recourir à l'opération.

Les faits que nous avons en vue sont très différents. Les malades sont d'anciens calculeux chez lesquels le début des accidents remonte à plusieurs années, soit que les crises aient cessé, soit qu'elles aient reparu plusieurs fois par an ce qui est le plus habituel.

L'aspect peut être bon ; mais ordinairement le teint est terreux, brouillé, on remarque des taches jaunâtres sur le front, les tempes, la partie inférieure des joues, cela plus fréquemment chez les femmes. Et c'est quelquefois surtout pour les faire disparaître qu'elles s'adressent au médecin. Il peut y avoir un peu de subictère des conjonctives et du voile du palais, mais jamais d'une façon permanente ; on le constate de préférence lors des poussées aiguës qui tranchent sur l'état chronique. Il y a le plus souvent quelques troubles digestifs, la bouche est amère, surtout le matin au réveil, quelquefois il y a absence de goût, il semble aux malades qu'ils mâchent du liège. Ils se plaignent surtout de leur digestion quatre ou cinq heures après le repas, à ce moment il y a du gonflement, des gaz, parfois une sensation d'anéantissement général. La constipation est fréquente, ou encore les selles sont mal liées, elles peuvent être décolorées par périodes.

Du côté du foie, il y a souvent de la douleur spontanée, ou provoquée, quelquefois un point fixe au niveau de l'angle de l'omoplate persiste même dans l'intervalle des poussées aiguës. Quand il n'y a pas de douleur spontanée, il n'est pas rare que la pression avec un seul doigt exercée au niveau du siège de la vésicule développe une sensibilité particulière, et dans ce cas il y a lieu de croire qu'il y a encore des calculs. On trouve le bord du foie dépassant les fausses côtes de un à trois travers de doigt. Chez les malades que nous avons observés, l'augmentation de volume atteignait surtout le lobe droit, mais quelquefois le lobe gauche est pris aussi, et le bord du foie forme une ligne un peu relevée au niveau de l'épigastre et allant se perdre sous les fausses côtes gauches. Cette ligne peut être interrompue par une saillie dure, parfois tout à fait indolore, qui donne la sensation d'un calcul enchatonné dans une vésicule adhérente ; dans la plupart de ces cas, nous avons trouvé la petite tumeur plus à droite de la ligne blanche que le niveau normal de la vésicule ; il est probable que les adhérences et l'augmentation de volume du foie entraînent le cholécyste un peu en dehors. Dans d'autres faits, la vésicule est sentie à son siège normal, du volume d'une petite poire, plus ou moins dure, mais alors assez mobile. La consistance du foie est accrue, donnant une sensation de rénitence, mais cette augmentation de densité n'approche pas de celle du foie alcoolique, surtout de celle du foie syphilo-alcoolique ; c'est en effet la combinaison de la syphilis et de l'alcoolisme qui nous a fourni les foies les plus durs que nous ayons rencontrés. De même pour le bord, il est le plus souvent arrondi, jamais dur et tranchant. La sensibilité est extrêmement variable, il y a rarement indolence absolue, mais en général la palpation ne détermine guère qu'une sensation de gêne, sauf après les crises ou au moment des épisodes de congestion aiguë.

Parfois tous les signes que nous venons d'énumérer s'exagèrent, le malade souffre de son foie, la langue devient chargée, il y a de l'anorexie, un peu de subictère, l'examen local est douloureux. Il arrive souvent que ces périodes d'acuité sont suivies d'un retrait du foie et d'une amélioration de l'état général, il est vraisemblable que la suractivité circulatoire a amené la résorption d'une certaine quantité des exsudats. L'évolution de ces hypertrophies d'origine lithiasique n'a aucune fixité ; le foie peut revenir à l'état normal, mais c'est une guérison que nous sommes en droit de considérer comme fragile. Dans d'autres cas, l'état reste stationnaire. Nous possédons ainsi quelques observations où l'engorgement constaté par plusieurs confrères il y a dix et douze ans paraît persister depuis lors sans changement appréciable, la nutrition se faisant d'une manière relativement satisfaisante. Il n'en est pas toujours ainsi, et trois fois nous avons vu de semblables malades aboutir à de véritables cirrhoses hypertrophiques avec ictère et deux fois avec ascite ; peut-être fallait-il faire intervenir ici d'autres facteurs que la lithiase biliaire, qui avait été cependant le point de départ certain, et en tout cas la seule cause appréciable du processus hépatique ? Nous avons cherché en effet dans cette étude à délimiter l'influence réciproque de la lithiase biliaire et de la congestion du foie à l'aide des documents que nous avons pu recueillir, mais il n'y a pas à se dissimuler les difficultés du problème ; le foie est un organe trop exposé aux agressions morbides, trop prompt à réagir contre elles, pour que l'on puisse toujours dégager l'influence à laquelle il a obéi. Il en est d'ailleurs presque constamment ainsi en pathologie, le nombre des cas convergeant vers un type défini est souvent dépassé par celui des cas divergents.